AF337149

LE DÉVOUEMENT

DES

MÉDECINS FRANÇAIS

ET

DES SŒURS DE SAINT-CAMILLE

DANS LA PESTE DE BARCELONNE.

POËME,

QUI A CONCOURU AVEC DISTINCTION POUR LE PRIX
EXTRAORDINAIRE DE POÉSIE DE 1822.

PAR P. J. J. BOUDET DE RIOM,

MEMBRE D'UNE SOCIÉTÉ LITTÉRAIRE.

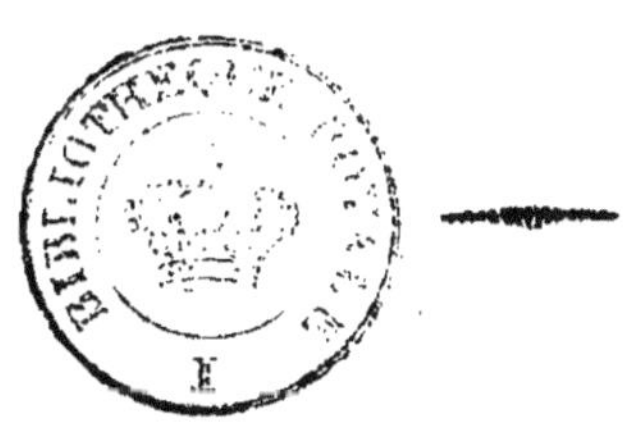

PARIS.

LE NORMANT, IMPRIMEUR-LIBRAIRE,

RUE DE SEINE, N° 8, PRÈS LE PONT DES ARTS.

MDCCCXXII.

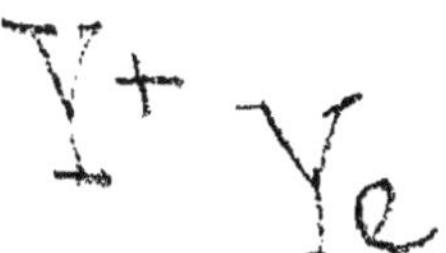

LE DÉVOUEMENT

DES

MÉDECINS FRANÇAIS

ET

DES SŒURS DE SAINT-CAMILLE

DANS LA PESTE DE BARCELONNE.

In memoriâ æternâ erit........
Ps. iii.

VIENS, des grands souvenirs confidente immortelle,
Viens, des beaux dévoûmens interprète fidèle,
Muse ! mets aujourd'hui, pour de touchans exploits,
Tes palmes dans mes mains, tes accens dans ma voix.
Prête-moi cette lyre, ô fille de mémoire !
Qui du nom de Belzunce a soupiré la gloire,
Et fais que sous mes doigts ses sons mélodieux
Du réveil des vertus avertissent les cieux !

Forte par sa valeur, par son port opulente,
S'élevoit Barcelonne au sein des mers brillante.
Le soleil du midi, sur ses bords arrêté,
Sembloit d'un œil d'amour voir sa prospérité ;

Le commerce aux cent bras échangeoit sur ses ondes

Les trésors à sa rade apportés des deux mondes.

De ces nouveaux climats par Colomb découverts

Pour elle les vaisseaux alloient fendre les mers.

De leurs riches tributs le luxe attend ses fêtes,

Et sourit d'inviter les arts à ses conquêtes.

Déjà leur pavillon fait flotter sa couleur :

Ils viennent : un cri part..... c'est un cri de douleur!

D'un mourant infecté l'un d'eux portoit les restes

Et jette du trépas les semences funestes.

On s'étonne ; on s'informe ; on croit s'être trompé :

Le fléau destructeur pour réponse a frappé.

Des murs de La Mina (1), boulevards du rivage,

Dans la Cité tremblante il vomit son ravage.

Pour enfermer la mort dans un cercle d'airain,

Des citoyens armés sont accourus en vain.

Plus d'espoir ! enchaînés par des liens perfides,

Tous les corps sont déjà l'un de l'autre homicides.

Au sein de ses travaux, en cadavre animé,

Tout un peuple interdit est déjà transformé.

Une impure vapeur est dans l'air répandue,

Et la cloche des morts tinte dans l'étendue.

---

(1) Barcelonnette, fondée par La Mina.

Le saint médiateur de la terre et des cieux
En vain porte à l'autel ses soupirs et ses vœux :
Il tombe en élevant le symbole de vie,
Et le Ciel ne veut pas qu'on le réconcilie.
Les frères, les époux, les amis, les parens
Roulent un long adieu dans leurs yeux expirans.
Des roses de l'hymen le parfum s'évapore :
La mort est sous les fleurs : quel bouton peut éclore !
Déjà trop d'orphelins voués à l'abandon
Dans la tombe d'un père ont englouti leur nom.
L'enfant, pressant en vain une source tarie,
A déchiré le sein qui lui donna la vie.
La nature est vaincue : on rejette les pleurs ;
La lampe veillera seule au lit des douleurs :
Le fils, d'un œil hagard, abandonne son père,
Et le frère en fuyant craint de trouver un frère.
   Hélas ! quand tu péris sous l'étendard du deuil,
De tes foyers brûlans qui franchira le seuil ?
O des fiers Catalans lamentable patrie !
Dois-tu, du même coup foudroyée et flétrie,
Sans pitié, sans espoir, voir s'épuiser tes jours,
Et sous le poids des maux t'écrouler sans secours ?
L'Humanité frémit ; l'Humanité tremblante
Dans les airs pousse un cri d'amour et d'épouvante :

La France lui répond ; et la Vierge des pleurs

Pour les fils de Pélage intéresse les cœurs.

Elle brûle d'ouvrir ce docte sanctuaire

Qui de l'art d'Epidaure est le dépositaire ;

Où de l'œil du génie interrogeant le corps

L'homme en ose affermir les fragiles ressorts,

A sa création tous les jours s'associe,

Et semble prendre en main les rênes de la vie.

Ici l'Humanité voit de jeunes héros

Qu'elle croit être nés sous les remparts de Cos.

Mais son œil, où déjà rayonne l'espérance,

Surtout de cinq mortels remarque la présence :

Elle en reconnoît deux qu'elle avoit vus jadis

Rangés sous ses drapeaux dans les champs de Cadix (1) ;

Et d'un savoir profond et d'un zèle sincère

Les autres dans leurs traits portoient le caractère.

« Vous me voyez, dit-elle, et vous me connoissez !

Je viens troubler ici des travaux commencés,

Une gloire obtenue, une existence heureuse ;

J'ose faire céder à ma voix douloureuse

Et la voix filiale, et ces accents flatteurs

Que la douce amitié fait entendre à vos cœurs.

----

(1) MM. Pariset et Mazet.

Par la terre d'exil et par le champ des larmes,
Du beau pays natal je remplace les charmes.
Le sacrifice est grand; mais mes yeux inquiets
Doivent-ils se fermer sur des tombeaux muets ?
Dois-je honteusement de mon nom dépouillée
Soupirer une plainte en vains sons exhalée ?
Non, je ne le crains pas : vous m'avez répondu !
Allez, un noble prix dès ce jour vous est dû :
Que la France à l'Europe enseigne d'âge en âge
La leçon des vertus et celle du courage ! »

   Elle dit, et soudain d'un noble dévoûment
Chacun veut dans ses mains déposer le serment;
Mais elle a fait son choix, et sa voix immortelle
Se fait entendre au loin devant ceux qu'elle appelle.

   Ils partent, et bientôt avec tranquillité
Ils touchent de leurs pas le rivage infecté.
Gardant du dévoûment la pensée assidue,
Ils se sont élancés dans la ville éperdue.
Mais des douleurs à peine ils abordent le seuil,
Que part ce cri sinistre, organe du cercueil :
« Fuyez, n'approchez pas, la Mort seule ici règne ! »
— « Gardez-vous de penser que notre âme la craigne !
Nous venons en ces lieux vous porter nos secours :
Recevez des Français pour défendre vos jours,

Ont–ils dit. » A ces mots, les portes ébranlées

S'abaissent devant eux. Victimes désolées,

Vivez, dit l'Espérance. Ah! serions–nous sauvés!

Quoi, Français, parmi nous vous êtes arrivés!

Hélas! dans notre deuil nous n'avions plus de frères;

Nous trouvons des amis!... De leurs froides paupières

Des larmes ont coulé. Respirant à moitié

Le mourant sur un bras se relève appuyé.

La voix qui fait entendre une plainte profonde,

Est heureuse du moins qu'une voix lui réponde;

Et qui ne peut parler les appelle des yeux,

Et suit les mouvemens de leurs pas généreux.

L'espoir qu'ils ont fait naître a doublé leur courage,

Et de mille secours ils disposent l'usage.

Ils ordonnent : déjà de frais ventilateurs

Des poisons de la mort combattent les vapeurs.

Là, le baume puissant de cette essence amère,

Dont on cueille au Brésil (1) l'écorce salutaire;

Là, leur main que dirige un œil observateur,

Des ressorts de la vie adroit réparateur,

A plus d'un malheureux dont la force succombe,

Rend le fil de ses jours ressaisi sur la tombe.

---

(1) Sulfate de kinine.

Un père, sans retour au trépas réservé,

Se console en voyant que son fils est sauvé.

Où leurs pas ne vont point, leur voix se fait entendre ;

Au pied du Mont Jouy, comme aux vieux jours d'Evandre,

Entourés de feuillage et de chaume couverts,

Mille abris protecteurs se dressent dans les airs.

De leurs foyers brûlants fuyant la poudre ardente,

Là, plusieurs de la mort viennent tromper l'attente ;

Là, s'uniront en chœur, sous les yeux paternels,

Des vierges que l'hymen doit revoir aux autels.

Ah ! que ne puisse, au gré de leur vœu tutélaire,

Se disperser ainsi la ville tout entière !

Mais dans les exilés des victimes de moins

Leur offrent des garans du succès de leurs soins.

En se multipliant où les douleurs s'étendent,

Partout devant leurs pas les bienfaits se répandent.

Pour des cœurs dévoués salaire injurieux,

L'or ne passe en leurs mains que pour les malheureux.

D'un digne magistrat (1) la vertu les contemple,

Fière d'associer son zèle à leur exemple.

Ceux qu'Hippocrate appelle à juger leurs travaux

Sont des admirateurs et non pas des rivaux (2).

____

(1) Don Mariano de Cabanès.
(2) La junte de santé.

Ce foyer dévorant, si hideux, si terrible,

Sous leurs yeux a perdu de son aspect horrible.

Pariset voit, observe et poursuit pas à pas

Les ruses, le sommeil, le retour du trépas ;

François, quand le poison injecte son ravage,

Cherche à lui dérober le secret de sa rage.

D'Audouart enhardi la courageuse main

Aux entrailles des morts s'ouvre un autre chemin,

Et du fléau caché trois fois sa langue avide

Ose l'interroger dans son humeur fétide ;

Bally dans le cerveau court sonder la douleur,

Mazet cherche un indice aux cavités du cœur,

Et leurs efforts communs, dans sa course indomptée,

Fatiguent sans repos cet horrible Protée.

Tel étoit de leur art le combat bienfaiteur.

Cependant du péril réclamant la faveur,

Par un pieux devoir à leurs côtés assises,

De Camille et de Dieu sont les filles soumises.

Fuyant l'éclat du monde, on les voit en ces lieux

Baisser sur les mourans leurs fronts religieux.

Un ineffable amour, sous leur modeste bure,

Les remplit de l'espoir de la palme future ;

Et ce sublime instinct qui leur ouvre le ciel

De chacune des sœurs fait un ange mortel.

La Providence habite en leur âme aguerrie,

Et la terre où l'on souffre est leur seule patrie.

La pitié sur leurs pas a retrouvé des pleurs,

Et le monstre s'étonne et suspend ses rigueurs.

Le pâle désespoir, son fidèle ministre,

Autour de ses linceuls jette un œil moins sinistre;

Des vierges devant lui le céleste flambeau

Dans un jour qui s'éteint fait luire un jour plus beau.

O puissance adorée et bien digne de l'être!

A tout ce qui finit toi qui redonnes l'être,

Jouis de confier à de si pures mains

Le soin de consoler les malheureux humains!

Et toi qui des vertus dans ces vierges fidèles,

Précurseur de Vincent, nous offris les modèles,

Dans le livre de vie ouvert aux saints honneurs,

Camille, inscris le nom de tes nouvelles sœurs;

Et sur leurs chastes fronts que ta main révérée,

Tenant l'aiguière d'or, au sein de l'empyrée,

Sous l'œil même du Dieu plein de leur charité,

Répande les flots purs de l'immortalité!

Mais de tant de vertus l'héroïque alliance

N'a pu reconquérir encor que l'espérance.

Une couleur de sang afflige encor les yeux :

La mort sans s'épuiser frappe des malheureux.

Comme ce monstre impur dont les têtes hideuses
En tombant sous le fer renaissoient plus nombreuses ;
Ainsi sur mille corps qu'elle tient sous ses mains,
Tout à coup rallumant des feux qu'on croit éteints,
De l'art qui la combat prompte à braver l'empire,
Elle rend les poisons qu'un moment lui retire.

   O vous de qui la main, et les yeux, et la voix,
Pour enchaîner cette hydre agissent à la fois,
Dans les nouveaux combats que sa vengeance apprête
N'acheverez-vous point votre noble conquête?...

   Mais quel est sur ce lit ce malade étendu
Qu'interroge en tremblant leur regard éperdu?
O ciel! c'est leur ami, leur compagnon, leur frère!
C'est Mazet ! Près de lui la lampe funéraire
S'allume; et dans son deuil une pieuse sœur
De la prière aux cieux fait monter la ferveur.
En vain l'espoir douteux veut tromper leurs alarmes :
Ils épuisent leur art, et n'ont plus que des larmes :
« O jeune infortuné digne d'un meilleur sort !.. »
— « Amis, que mon trépas satisfasse à la mort !
En me fermant les yeux vivez pour la patrie !...
Et pour le soin pieux que mon cœur vous confie !
Ma mère !.. je me meurs... et je la lègue à vous.
Puisse une sœur...! » La mort frappoit ses derniers coups.

Un silence profond règne autour de sa couche :

La voix de ses amis expire dans leur bouche.

Mais un cri déchirant murmure son malheur :

Mazet n'est plus !.. Mazet ! répète la Douleur.

« Il a sauvé ma mère, et meurt loin de la sienne !..

Venez, que votre main un moment me soutienne,

Dit une jeune fille, et moi, de mes vieux jours

Falloit-il que son art vînt prolonger le cours? »

Et tous disoient, marchant au marbre funéraire,

« Il vint, pour nous sauver, périr sur notre terre!..

O deux fois malheureuse en tes jours de malheurs,

Dois-tu donc, Barcelonne, immoler tes sauveurs! »

Conformant ses signaux à ces plaintes cruelles

Le messager des airs (1) en porte les nouvelles;

Et, des tours de l'Espagne à celles de Paris,

Du trépas de Mazet accable les esprits.

Sa mère en ce moment consolant son absence,

Abandonnoit son âme à la douce espérance.

Auprès d'elle, sa fille aimoit dans ses récits

A parler du fléau vaincu devant Cadix;

Et l'honneur fraternel dans son âme sensible

Trompoit de ses terreurs l'amertume invisible.

---

(1) Le télégraphe.

Soudain, au bruit fatal qui dissipe avec lui

Chaque vœu dont leur cœur se faisoit un appui,

Leur main tremble, et de pleurs se baigne leur paupière,

Mais lorsque la parole est rendue à la mère :

« Les voilà donc remplis, ces noirs pressentimens,

Dont en vain je voulois repousser les tourmens !

En vain de te revoir ma crédule tendresse,

Comme un gage adoré retenoit la promesse.

A ton fatal départ, hélas ! quand je te dis :

O mon fils ! je te perds... je te perdois, mon fils !

Je ne t'accuse pas ; mais d'un second veuvage

M'as-tu comme le deuil légué l'affreux courage ?

La nuit je te voyois, je t'appelois le jour,

Et mon premier orgueil étoit dans ton amour.

Sur ton lit de douleur ta paupière mourante,

Avant de se fermer cherchoit ta mère absente,

Et veuve encor de toi, dans le champ du trépas

Mes mânes près des tiens ne reposeront pas ! »

Telle elle gémissoit, et ses douleurs plaintives

De la Seine et du Tage attendrissoient les rives.

Cependant plus terrible et plus audacieux,

Le monstre aiguise encor ses traits contagieux.

O Bailly ! Pariset ! c'est vous qu'attend sa haine !

Seriez-vous donc promis à sa rage inhumaine ?

Non : la France a déjà bien assez de ses pleurs,

Et les vœux de Mazet sont des vœux protecteurs.

Leur cœur s'est reposé dans la mâle assurance

Qui de leur ennemi brisera la puissance.

Le Ciel sourit aux vœux d'un effort assidu,

Et remplace auprès d'eux l'ami qu'ils ont perdu;

C'est Jouarry. Sur ces bords empressé de se rendre,

Il devient leur émule; il a droit d'y prétendre.

L'air circule bientôt plus limpide et plus pur,

Et le ciel apaisé se recouvre d'azur.

Le bronze des combats, après tant de souffrance,

Annonce dans le port le jour de délivrance.

Les lieux abandonnés ont des charmes nouveaux;

Sous les pas des bannis on jette des rameaux.

On se cherche, on se parle, et de douces étreintes

Ne craignent plus l'effroi des mortelles atteintes.

D'un peuple industrieux les avides regards

Ont retrouvé la paix, la nature et les arts.

Le nocher rend la joie aux mers silencieuses,

Et court livrer aux vents ses voiles paresseuses;

Les temples sont rouverts, et trois fois des Français

Aux pieds de l'Eternel sont portés les bienfaits.

Les sauveurs de l'Espagne ont rempli leur message :

La douce Humanité les salue au rivage;

Et leurs regards ont vu se repeupler enfin
Barcelonne déserte et son sol orphelin.

O Mortels généreux! nos cœurs vous redemandent!
Nos yeux veulent vous voir; nos palmes vous attendent!
Mais qu'annoncent ces cris dans les airs élancés?
Les voila! ce sont eux! nos vœux sont exaucés.
Venez, nobles amis, recevez la couronne
Que la vertu conquit et que l'honneur vous donne!
Vos noms avec amour dans nos chants célébrés
Seront toujours plus chers et toujours plus sacrés.
Mais c'est peu que des chants pour l'orgueil de la France,
Et le bronze vous lègue à la reconnoissance.
Et toi dont mon pays adopte ici les pleurs,
Que la gloire d'un fils console tes douleurs!
Accepte avec le don que te fait la patrie
L'hommage qu'elle rend à son ombre chérie :
Que cette ombre aujourd'hui, sous les regards d'un Roi,
Pour adoucir tes maux se place entre elle et toi!

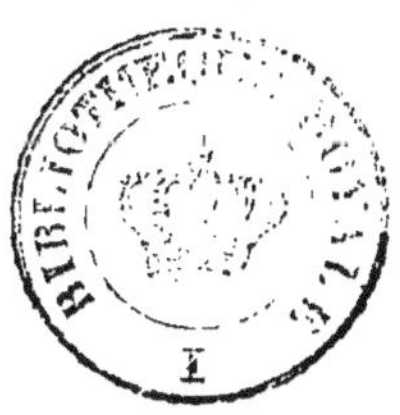

IMPRIMERIE DE LE NORMANT, RUE DE SEINE.

www.ingramcontent.com/pod-product-compliance
Lightning Source LLC
LaVergne TN
LVHW051023060726
842524LV00007B/2726